DESCRIPTION

TOPOGRAPHIQUE - MÉDICALE

DE CHAMPAGNOLE

DE SON CANTON ET DES MONTAGNES AU BAILLIAGE DE POLIGNY

PAR DEVILLAINE

Chirurgien gradué de Champagnole, correspondant de la Société royale de médecine (année 1788)

PUBLIÉE, D'APRÈS LE MANUSCRIT ORIGINAL

Par M. Achille CHEREAU

DOCTEUR EN MÉDECINE, LAURÉAT DE L'ACADÉMIE IMPÉRIALE DE MÉDECINE, ETC.

———

(Extrait du Bulletin de la Société d'agriculture, sciences et arts de Poligny.)

POLIGNY

IMPRIMERIE DE G. MARESCHAL

—

1869

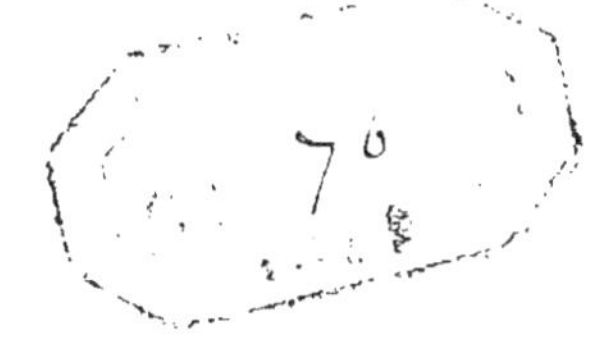

[illegible]

PRÉFACE

En 1775 et au commencement de 1776, on avait vu régner dans les diverses provinces de la France plusieurs épizooties meurtrières et différentes maladies épidémiques. L'attention ayant été attirée sur ce point, Louis XVI, par arrêt du Conseil d'État, en date du 9 avril 1776, « considérant que la véritable et la plus sûre « étude de la médecine consiste dans l'observation et l'expé- « rience;.... que rien ne serait plus propre à encourager les mé- « decins à multiplier et conserver leurs observations, que de les « mettre en rapport avec une commission chargée spécialement « de s'occuper de l'étude et de l'histoire des épidémies.... » Louis XVI, disons-nous, fonda la *Société royale de médecine*, à la tête de laquelle il mettait Lassone, son premier médecin, et l'illustre Vicq d'Azyr.

Nous ne ferons pas ici l'histoire de cette célèbre Société, dont la création fut un coup de foudre pour l'antique Faculté de médecine de Paris, qu'elle absorba presque complètement, et qui devait en effet sombrer sous la loi du 18 août 1792.

Nous dirons seulement qu'un des premiers soins de la *Société royale* fut de créer des prix qui devaient être décernés tous les ans aux auteurs des meilleurs mémoires sur des questions qu'elle mettrait au concours.

Parmi ces questions, la topographie médicale des diverses localités de la France tint un rang important, et pendant douze ans, la Société royale de médecine reçut une foule de travaux fort intéressants sur ce point, alors peu travaillé, d'hygiène publique. Je citerai, entr'autres, pour ne pas sortir de la Franche-Comté, l'*Essai sur la Topographie médicale et l'histoire naturelle du bailliage et de la ville de Lons-le-Saulnier*, qui valut à Guyétant une médaille d'or qui lui fut décernée au Louvre, le 2 mars 1784, et la *Topographie médicale des montagnes de la Franche-Comté*, qui fournit le même honneur à Jeûnet, de Besançon, le 30 août 1785.

Les heureux lauréats retiraient encore un bénéfice qui n'était pas à dédaigner, car généralement ils devenaient, par cela même, *Correspondants régnicoles* de la Société.

Tels furent : Breton, Bouvier, Boilin, tous trois médecins à Dole, Meillardet, qui exerçait à Besançon.

Un chirurgien de Champagnole tailla aussi sa plume, singulièrement désireux d'obtenir les bonnes grâces de la fameuse association parisienne.

Il se nommait Devillaine (c'est ainsi qu'il signe). Nous connaissons peu de chose sur ce personnage. Tout ce que nous pouvons dire, c'est qu'il était « chirurgien gradué; » qu'il planta sa tente à Champagnole en 1770 ou 1771; que vers l'année 1780, il communiqua à la Société royale un premier travail (manuscrit ou imprimé, nous ne savons) sur les *maladies aiguës et chroniques des bestiaux;* et qu'en 1788, il lui soumit encore un mémoire sur la *Topographie médicale de Champagnole, de son canton et des montagnes au bailliage de Poligny.*

C'est ce mémoire que nous publions aujourd'hui, d'après le manuscrit original que nous possédons, signé de la main de l'auteur; mémoire qui valut à Devillaine, le 26 août 1788, une 4me mention honorable.

Il était déjà « correspondant régnicole » depuis le mois de janvier 1781.

On trouvera dans ce travail du chirurgien gradué de Champagnole, des qualités qui ne sont pas à dédaigner : une aptitude singulière à la bonne observation, une honnêteté, une droiture qui percent à chaque ligne, un brûlant désir d'être utile à ses semblables, des connaissances variées, rares chez un chirurgien de campagne de cette époque, un style toujours clair, simple, parfois élégant, et des détails fort intéressants sur le territoire de Champagnole, sur les habitudes des villageois, sur les maladies de l'homme de ces montagnes, sur celles des animaux domestiques.

En le publiant, nous croyons être encore utile au beau et vaillant comté de Bourgogne.

Dr A. CHEREAU.

DESCRIPTION

TOPOGRAPHIQUE-MÉDICALE

DE CHAMPAGNOLE

> La nature tient sous nos yeux une école où elle instruit le genre humain. L'emploi du temps est la leçon qu'elle lui répète.
>
> *Nuits d'Young*; 3ᵉ *nuit, t. I, p. 52.*

Champagnole passait autre-fois pour une ville ; nos titres anciens le disent, et Gilbert Cousin, si connu par son intime liaison avec le célèbre Erasme, l'exprime de même en ces termes : *Arx Monrivallis Campignolam oppidum habet, undique naturâ circumvallatum* (1). Quoiqu'il en soit, nous ne regardons plus ce lieu que comme un bourg assès considérable, qui s'accroît continuellement par les raisons de son commerce. Il est situé sur la rive droite d'une rivière que l'on appelle *Daim*, à 4 lieües S.-E. de Poligny, 11 Sud de Besançon. Long. 23, 36. Lat. 46, 44.

Ce bourg fait partie des montagnes de Franche-Comté. Sa position est charmante, et tous les voiageurs l'admirent. On le voit au milieu d'une plaine assès vaste, distribué comme en triangle et formant deux parties qui se touchent. La partie haute se trouve du levant au midi, la partie basse au couchant, et le point central au nord-oüest ; la partie inclinée au midi garde une élévation d'autant plus frappante, qu'elle montre une bordure de maisons avec des jardins la plupart en terrasse ; c'est un fort joli côteau décrivant un fer à cheval ; au bas, l'on découvre un petit vallon, configuré en ovale, et la rivière *Daim* dont les eaux, par leur pente rapide, fuient en manière de torrent.

Trois montagnes se présentent à plus ou moins de distance : l'une, et celle qui s'éloigne le plus, prend du levant au midi, occuppe un très-grand espace et borne la vüe de ce côté ; les deux autres, plus rapprochées, sont dans l'exposition, l'une du midi au couchant, et l'autre du nord, à une élévation presque égale. Ces trois montagnes sont recouvertes de bois, surtout celle du levant au midi, qui compose une forêt

(1) Voir la traduction que nous avons donnée de la Description de la Franche-Comté par Gilbert Cousin. Lons-le-Saunier, 1863, p. 52.   (A. C.)

très-étendue et des plus riches. Celle du midi au couchant ne fournit que du bois de chauffage et de charronage, tels que le hêtre, le cerisier, le chêne, l'orme, etc.; enfin, celle qui est placée au nord et que l'on nomme *Mont-rivel*, contient des bois de sappins et des champs mis en culture ou réduits en paturage. Deux fontaines, très-abondantes, découlent du sommet; l'eau en est pure et délicieuse; elle fortifie tout ce qu'elle arrose.

Champagnole est ouvert de toute part par des routes très-fréquentées et toujours bien entretenues; il est conséquemment un endroit de passage et sert le plus souvent d'asile aux étrangers, ainsi qu'aux marchands forains qui se répandent dans les villes prochaines.

Le sol sur lequel il est assis est d'une nature pierreuse et sabloneuse. Si l'on foüille à cinq ou six pouces de profondeur de la terre, ordinairement l'on rencontre le sable et le gravier; voilà, si je ne me trompe, d'où vient que les sécheresses s'impriment si rigoureusement sur les végétaux et spécialement sur les orges et des avoines que l'on sème! Combien de fois est-il arrivé que les laboureurs les ont recueillis et n'ont eu que de la paille avec très-peu de grains! Aussi, toutes les années pluvieuses sont propices à ce climat, elles étendent nos productions, elles influent sur la quantité du blé, et du fourrage.

Nos communaux sont arides, les grandes chaleurs leur nuisent, et, dans ce cas, ils ne sauroient suffire à la nourriture des animaux, ce qui détermine le cultivateur à convertir en prés, de temps à autre, quelques-uns de ses champs, afin d'avoir dans les circonstances assez d'herbe pour l'entretien de son bétail.

D'ailleurs, notre sol, quoiqu'il n'ait qu'un très-petit fonds de terre, et que la pierre, le gravier et le sable dominent, ne laisse pas que d'être en rapport lorsqu'il est bien travaillé. Il est propre à la culture du froment, de l'orge, de l'avoine, du turquie, des lentilles, des pois, des haricots, des pommes-de-terre, des choux, des raves, des courges, du chanvre et du lin. Ces différentes substances rendent convenablement, pourvu qu'elles ne soient point contrariées par l'influence des saisons.

L'agriculture est ici beaucoup plus florissante qu'autre-fois; il n'est nullement difficile d'en expliquer la cause. D'abord, l'on y prend plus de peine; ensuite, l'on s'attache plus à féconder la terre au moyen des engrais qui consistent dans des fumiers entassés et pourris. Des particuliers ont cru enrichir leurs héritages par l'emploi de la marne; ils ont peu retiré de leur tentative. Sans doute, l'on doit en accuser la mauvaise qualité de cette substance. Il est vrai, sur ce territoire, l'on ne trouve guères que de la marne d'un gris blanchâtre qui, d'après les expériences que l'on a répétées , n'est du tout point favorable à la culture. La meilleure marne est celle qui emprunte une couleur bleuâtre , tirant sur le gris et qui se fuse aisément; mais elle n'est pas commune à Champagnole ni aux environs. Plus haut, dans la partie du *Val de Miège*, l'on a de cette marne en abondance, et l'on en fait un très-grand usage ; les fonds en profitent beaucoup (1). Cependant, l'on tient que les fourrages qui en proviennent renferment des sucs peu nutritifs, qui dérobent aux forces et à l'embonpoint des animaux (2).

Le *Daim* prend sa source à deux lieües de Champagnole ; c'est un gouffre large et profond qui produit cette rivière, comme de sa surabondance. Il est très-resserré dans son principe , mais il grossit beaucoup des eaux du *Serpentin* qui naît au *Val de Miège*, et passe sous le côteau de *Noscroi* (3). Plusieurs fontaines se déchargent dedans et l'augmentent encore. Enfin, par la jonction de l'*Ayme* et de la *Sene* (4), il se renforce, et porteroit même des bateaux chargés si, dans cette intention, l'on rendoit son lit praticable. Dans toutes les saisons de l'année, ses eaux sont très-vives et très-fraîches, probablement parce que nous sommes près de sa source ; qu'il coule dans un fonds, un abîme de rochers où le soleil pénètre difficilement, en un mot, qu'il ne cesse de recevoir des eaux de fontaines dans le trajet qu'il suit.

Il nous arrive souvent des brouillards d'une partie que l'on nomme la *Combe-Daim* (5). Cette partie est singulièrement basse et aquatique ; par cela même on la regarde comme la *Bresse* de nos montagnes. Ces brouillards remontent toujours par un vent du sud et de sud-ouest,

(1) Je dois observer néanmoins qu'il n'est qu'un tems pour cette prospérité. A la longue , les fonds s'épuisent , et c'est une remarque de nos laboureurs, ce qui leur fait dire : « Les terres marnées enrichissent le père et ruinent les enfants. »

(2) L'on a cet oxemple d'une communauté voisine que l'on nomme *Le Grand Nands, Sous-rière-Bois*. Les animaux y sont sans vigueur, exposés à des diarrhées continuelles, et d'une maigreur difforme. L'on en réfère la cause aux aliments qui participent d'un sol en nature de marne, et qui est de plus fort humide. Il y croît du fourrage au delà de la consommation que l'on en peut faire, mais l'on gagneroit infiniment plus sur la qualité que sur la quantité.

(3) Petite ville fort ancienne et très-réputée par ses foires de chevaux et de bétail. Elle est au levant de Champagnole, et à un éloignement de deux lieües et demi.

(4) Deux petites rivières qui naissent des montagnes de *Foncines* et du *Grand-Vaux*, et qui découlent du midi au couchant.

(5) La *Combe-Daim* forme un canton assez vaste, qui n'est ouvert que du nord au sud. Le midi et le couchant lui sont dérobés par deux montagnes qui lui servent de rempart. Son sol semble d'abord analogue à celui de Champagnole, en ce qu'il n'a qu'un très-petit fonds de terre sur du sable et du gravier; mais l'on trouve ensuite, par couches très-épaisses, de l'argile et de la marne qui retiennent les eaux et empêchent qu'elles ne se filtrent. Celles-ci n'ayant plus d'ailleurs assez de pente dans ce bassin naturel, elles n'en sont que plus en pente, et rendent ainsi le local fort aquatique et sujet aux brouillards.

abordent Champagnole, s'étendent sur le territoire et s'y dissipent le plus souvent.

Mais indépendamment des brouillards que la *Combe-Daim* nous fournit, il s'en forme aussi dans l'endroit même, principallement lorsqu'il survient des pluies froides, qui se soutiennent pendant quelques jours. Alors il s'élève de nos bois comme une fumée très-épaisse qui gagne en espace et occupe tous le païs. Nous redoutons beaucoup ce mouvement lorsque les bleds sont en fleurs, parce que toujours ils en reçoivent une fâcheuse atteinte (1).

L'on remarque quelque-fois, en certains cantons, comme une vapeur fine et déliée, qui rampe sur la surface de la terre, et disparoît à l'action du soleil. Tel est ce qui arrive, en été, après des chaleurs excessives, des pluies douces ou des nuits fraîches suivies d'une rosée abondante. Tel est également ce qui s'opère dans les lieux ombragés quelsconque.

Angillon nous attire encore des brouillards que nous partageons avec les communautés qui nous sont contigues. Cette rivière dérive du *Grand-Nands*, au bailliage de *Salins*. Elle traverse les prairies de *Chappoix*, de *Vers* et du *Pasquier*, file sur le territoire d'*Ardon* et va se confondre dans les eaux du *Daim*, un peu au-dessus de *La Prat*, hameau situé au couchant de Champagnole. Il est dans l'opinion des gens que les eaux de cette rivière ont une vertu médicinale contre les maladies de la peau; l'on a une sorte de fondement. Des galleux s'y sont baignés, et cette seule précaution les a conduits à une guérison solide. Il est bon d'observer que les pierres et les laves, en quelques endroits de cette rivière, sont recouvertes et présentent un limon de couleur jaunâtre, friable au toucher, et imitant beaucoup la fleur de souphre (2). L'on sent de quel poids seroit l'analise de ces eaux, et néanmoins il n'est pas à ma connoissance que l'on soit entré encore dans cet intéressant détail.

Champagnole, dans la plaine qu'il occupe, est exposé à tous les vents; mais ceux qui soufflent du nord et du midi sont beaucoup empêchés par les deux montagnes que j'ai décrites, tandis que les vents de nord-est et de nord-ouest, de sud-est et de sud-ouest joüent avec une liberté entière. Ceux de sud-est et de sud-ouest règnent le plus et sou-

(1) La fleur des bleds coule, l'épi souffre, et il ne renferme que peu ou point de graines. L'on peut déjà s'appercevoir de cet accident à la tige de la plante qui se parsème de taches brunes et jaunâtres.

(2) Cette rivière à sa source contient des pyrrhites sulphureuses en très-grande quantité. Il est à croire que les eaux s'imprègnent de la qualité de cette substance, et ainsi elles acquièrent leur vertu anti-psorique.

vent avec une impulsion qui cause du dommage (1). L'on a moins à craindre des vents du nord, du nord-est et du nord-ouest, si ce n'est en hiver qu'ils enlèvent la neige, la recueillent en tas, en remplissent les chemins et fatiguent les voïageurs en les arrêtant dans leur course.

Les orages et les inondations nous viennent communément du sud-est et du sud-ouest; les cruels désastres de la grêle et de la foudre sont dûs aussi à ces deux vents, et des malheurs d'une date récente ne nous l'ont que trop confirmé (2).

L'on apperçoit des aurores boréales, quelque-fois au nombre de deux, dans le cours d'un an. Elles ne sont d'une remarque singulière qu'en ce que elles nous présagent une révolution atmosphérique prochaine, mais plus volontiers pour une tempête et une pluie continue que pour un beau fixe et durable.

Les sources sont abondantes sur le territoire, et jamais elles ne sont stériles; mais il y a plus ou moins de choix pour la qualité des eaux qu'elles donnent. Il en est qui circulent dans le sable, le gravier, les cailloux, qui flattent le coup-d'œil par leur netteté, et qui sont d'un goût savoureux ; c'est celles que l'on distingue et préfère en boisson. Cependant, elles sont à un degré de vivacité qui inspire de la défiance, principallement dans le tems des grandes chaleurs.

En hiver, l'on pratique des abreuvoirs qui contiennent de ces eaux; l'on y conduit le bétail. En été, il s'abreuve des eaux de rivière; il en a la facilité de quelque côté qu'on le mette en pâturage.

(1) Ces vents déracinent les arbres, les couchent ou les brisent; ils dérangent et gâtent les toits des maisons, dont la plupart sont recouvertes à ancelles ou gros bardeaux. Ils nuisent encore aux bleds, lorsqu'ils sont sur tige, aux chanvres et aux turquiés, lorsqu'ils ont atteint une certaine hauteur.

(2) Le 17 de juillet 1787, entre les 10 et les 11 heures du matin, le ciel qui était beau se couvrit de nuages, un vent de S-O gagna sur le nord, le tonnerre gronda, et tout-à-coup nous fûmes assaillis d'une grêle sèche dont on a peu d'exemples. Des grains ont pesé une once et demie. La plupart étaient configurés en long, avec des pointes multipliées et fort aiguës. Cette grêle a perdu entièrement la récolte de notre territoire et de plusieurs autres, jusqu'à la distance de quatre à cinq lieûes. Les personnes qui travaillaient aux champs ont été surprises et ont souffert beaucoup par différentes mutilations sur la tête, le visage, les bras, etc. Il a péri un grand nombre d'oiseaux des blessures qu'ils n'ont pu éviter, soit en rase campagne, soit qu'ils fussent cachés dans les buissons. Le mois d'après, celui d'août, à son 16me jour, un 2me orage est survenu, qui a détruit ce que nous avions en reste: De nouveaux cantons ont été saccagés encore. Ces deux accidents ont entraîné une perte dont se ressentent les particuliers de toutes classes. La première époque a été funeste à un jeune garçon que la foudre a écrasé comme il cherchait un abri sous une haie d'épines. Quelques années auparavant, deux autres hommes, le père et le fils, subirent le même genre de mort à l'instant où ils se réfugièrent sous un arbre. Trois ouvriers qui s'étaient rendus au même gîte, furent atteints aussi et jettés sans connaissance loin les uns des autres. Un prompt secours les rappela à la vie, mais il a fallu des soins inconcevables pour les réintégrer dans l'état de santé. Il n'est guère de saisons d'été ou d'automne, qu'il n'arrive ici de pareilles catastrophes.

Quelques communautés de ce district, comme *Loulle, Safflaux* (1), *Mont-sur-Monnet, Songeson, Le Picarreau, La Marre,* n'ont de ressources que dans les eaux de leurs puits et de leurs citernes; c'est où l'on puise la boisson pour les hommes, tandis que les animaux sont réduits à des eaux croupissantes que l'on recueille dans des creux, des égouts, etc. Quelque-fois, après une longue sécheresse, ces abreuvoirs tarissent; les puits et les citernes ne rendent à peine que pour la consommation des habitants du lieu. Alors, l'on est forcé de diriger le bétail fort au loin, ce qui établit une gêne inconcevable, outre que le bétail soufre et acquère des maladies.

La commodité des eaux est néanmoins aussi grande qu'on puisse le désirer dans ces montagnes; il est rare, en les parcourant, que l'on n'y découvre des sources proportionnées aux besoins de tous les individus.

La curiosité y offre, à son tour, des ruisseaux, des cascades, des torrents, des lacs, des marrais, des tourbières. La nature y a pourvu par les couches de roc composées de lits de pierre de granite, des assises de pierre argileuse ou schisteuse, des couches de pierre gypseuse, et d'argilles ou molles ou endurcies, qui entrent dans la formation de ce pais montueux. Tous ces lits pierreux ou terreux s'aident merveilleusement à retenir les eaux qui tombent sur la surface, à les conduire, à les amasser, à les contenir dans des réservoirs ou des canaux souterreins.

Il est d'autres couches composées de sablon, de gravier, de petits cailloux, de mica, de parties de spath fort dur, enfin de pierres coupées en tout sens par des fissures et des fentes qui laissent aux eaux un passage plus libre. Alors, ces eaux ne pouvant être conservées, se filtrent, s'échappent et suivent un cours progressif pour la création des sources qui sont notre richesse.

Ces montagnes recèlent dans leur sein beaucoup de coquillages, et l'on en rencontre à toutes sortes de hauteurs et de profondeurs. Ils sont de plusieurs genres : l'on discerne des trochites, des turbinites, des cochlites, des ostracites, des fragments de litrophrites, et de petits glossopètres, ou dents de poisson.

L'on possède encore des mines de fer qui servent d'aliment aux fonderies et aux usines si multipliées dans la province. Ces mines sont tantôt à la superficie de la terre, tantôt par lits, par filons et par couches horizontales. Dans l'exploitation, l'on en tire des morceaux de différentes formes et qui varient aussi pour la couleur et la grosseur. Il y en a en grains mélangés avec la terre; d'autres en roches et en

(1) Lisez : Saffloz. (A. C.)

masses irrégulières. Si ces productions sont un trésor reversible sur notre commerce, nous n'en valons guères mieux, en considérant que nos forêts tombent en dégradation et s'épuisent. Ainsi, par des voyes de cupidité, l'on se frustre d'une des aisances de la vie, celle de se chauffer commodément et à frais modiques (1), au centre du bois même.

Les plantes, que l'on a en foule sur ce continent, sont un attrait pour les amateurs. Avec du temps et de la capacité, l'on auroit une flore bien précieuse; il y a de quoi remplir cette intention en rassemblant les espèces (2) qui sont éparses çà et là, et qui montrent une diversité des plus sublimes.

L'œil est saisi d'admiration lorsque il repose sur ces êtres organisés, ou bien qu'il en étudie toutes les classes, c'est-à-dire que le répertoire en est vaste et le tableau de la plus rare magnificence.

Celles qui produisent des fleurs se succèdent sur les monts comme dans la plaine, dans les jardins comme dans la campagne. Quelques-unes commencent d'éclore, dès que le soleil du printemps dispose à une première végétation; tels, l'humble violette, la modeste prime-vère, le doux tussilage, le tendre perce-neige, etc. D'autres, en plus grand nombre, développent un charmant éclat dans la saison des chaleurs. Enfin, nous avons celles d'automne qui se parent aussi de toute leur beauté. Mais le moindre frimat a bientôt altéré leurs nuances et dérobé leur parfum délicieux.

La main industrieuse des hommes n'est pas toujours appliquée à leur culture; il en est par milliers qui naissent dans l'oubli de nos préparations, et dont l'existence est peut-être moins hazardée que si elle dépendoit de tous nos efforts.

Cette faveur est grande, sans doute, mais elle nous borne trop, car il seroit facile que nous étendissions encore nos jouissances si nous étions plus justes et que nous prôtassions davantage à la nature du sol et à ses propriétés. Je parle des arbres à fruits, dont on a peu à cœur l'institution, parce que l'on se persuade qu'ils ne sont point adaptés au climat.

(1) La valeur de l'arpent de bois a triplé et quadruplé, même depuis 30 ans. Il était facile alors de l'acquérir au prix de soixante à quatre-vingts livres; aujourd'hui, l'on voit qu'il monte au taux de cent écus, et souvent plus que moins. La corde, qui n'était estimée que 3 l. 10 s., se paie jusqu'à douze livres; et c'est encore une faveur pour un particulier si, à ce compte, on lui en délivre suivant sa consommation.

(2) La nature, dans ses vûes libérales, a doué ce climat de quelques espèces assez rares, tels le *Meum*, l'*Uva-Ursi*, la ciguë majeure, la Belle-done, les *Aconits* bleus et jaunes, le *Cyclamen* ou pain de pourceau, l'Eupatoire d'Avicennes, la Morelle ou *Dulc-amara*, le *Rhapontic*, les Aristoloches, la Gentiane, l'*Asclepias*. La médecine en compte d'ailleurs une multiplicité d'autres qui sont consacrées à son usage

L'erreur est des plus palpables; j'aurois à citer des particuliers qui ont fait des essais dans le genre même des plans délicats et précoces; le succès couronne aujourd'hui leurs entreprises. Beau motif d'encouragement pour tous ceux qui ont des héritages et qui sont jaloux d'en accroître la valeur! (1)

L'on a le gain de cause jusqu'à choisir l'exposition qui seroit la plus propice aux arbres à fruits. Sur les hautes montagnes, l'on cultiveroit ceux qui ne demandent pas un terrein bien fécond et qui résistent le mieux à l'intempérie de l'air, tels le châtaigner, le prunier, le pommier tardif, etc.; l'on réserveroit pour les vallons et les côteaux tous les plans qui veulent un abri, de la chaleur, et un sol généreux, tels le poirier, les arbres à noyaux, etc. Je m'étaye de cet arrangement afin que chaque espèce, soit des arbres, soit des plantes, puisse se concilier avec les différentes saisons, pris égard à l'ordre qu'elles suivent. Expliquons-le :

Les hivers sont déjà très-rudes dans cette partie de nos montagnes, et ils ont une durée bien longue; l'on datte volontiers du milieu d'octobre pour leur entrée ordinaire, et de la fin de mai pour leur sortie. En avril, souvent l'on a de la neige, et l'on éprouve des gelées, de sorte que nos printems sont assez courts et peu gracieux. Il faut alors que le cultivateur se presse pour les labours et la semaille des grains. Il est vrai, le local de Champagnole semble privilégié en ce que la neige s'y perpétue moins que dans aucunes des parties qui l'entourent; en revanche, le froid et la gelée y manifestent la plus vive action; tout y coopère : la proximité des montagnes, de notre rivière, de nos bois, etc.

Il n'est guères de milieu non plus pour les chaleurs d'été : à certaines heures du jour elles sont dévorantes. Lorsqu'une fois le soleil a dardé ses rayons contre le roc, c'est un air brûlant que l'on respire, surtout si le vent du midi règne. Après, nous tombons dans le contraire, car les matinées et les soirées sont des plus fraîches, quelque soit le vent qui ait le dessus, et quelle que soit la position que l'on garde. L'on observe encore que malgré la continuité des grandes chaleurs, la moindre pluie suffit pour raffraîchir l'air au point que la santé en est altérée; si l'on ne s'y attentionne, et que l'on ne se déffende de cette impression!

L'on est exposé au même inconvénient dans la saison d'automne; l'on passe alors d'alternatives en alternatives. Aussi les corps conservent rarement leur intégrité : il leur est dévolu presque de payer les vicissitudes de l'air, ou par des dérangemens ou par des affections sérieuses.

Chaque paroisse offre ici une division singulière, en ce que il est une infinité de hameaux qui en dépendent; à plus ou moins d'éloignement les uns des autres. Partout où il y a des habitations (j'en excepte les granges qui sont en petit nombre), l'on découvre comme un village formant sa communauté à part, quoiqu'il reconnoît un chef-lieu. Il n'est donc guères de païs mieux peuplé, j'ose le dire. L'histoire des innoculations nous le prouve évidemment (1).

Les demeures des particuliers annoncent beaucoup au dehors; elles renferment peu de commodités à l'intérieur. Ils sont eux-mêmes leurs architectes; par un mauvais goût qui leur est naturel, ils s'emprisonnent sans regarder à la dépense. Tout est mal distribué dans leurs appartemens; tout y jure; et jamais point de réforme, parce que l'habitude a l'ascendant sur les esprits.

La mal-propreté gagne encore comme une chose de mode, et elle perce jusque dans les moindres arrangemens que l'on se permet : peu ou point de linge dans les ménages, des haillons pour couvertures de lit, des baquets pour des pots de chambre. Je n'entre dans cette légère explication, qui fait assez deviner combien l'on se néglige sur ce qui exigeroit plus de soins.

L'appareil imposant, lorsque les gens sont rassemblés à l'époque de quelques fêtes, laisse pourtant une autre idée de leur conduite; car la plupart affichent le luxe dans les vêtemens, et cette folie est des deux sexes. Ce n'est plus la simplicité des campagnes; c'est le ton de la ville; l'on en épouse toute la recherche (2).

L'on met de l'élégance jusqu'à vouloir être serré, pincé dans ses habits, parce que la taille en est mieux prise. A ce but, l'on emploie les plus minces étoffes qui collent et joignent mieux. Je ne saurais pardonner ce ridicule; il est l'enfant de la vanité, et il sied mal à des personnes faites pour obéir à la restriction de leur état.

O tempora ! ô mores ! Chez nos anciens, les pourpoints étoient les seuls habits d'usage; ces bonnes gens les demandoient larges, afin d'avoir plus d'aisance lorsqu'ils se livroient à leurs travaux; les draps les plus grossiers, la toile de ménage, qu'ils savoient rapporter aux différentes saisons, fixaient tout leur choix. Ainsi, en évitant des dépenses onéreuses, ils s'épargnoient le reproche d'une coutume de fantaisie. Quelle leçon d'ordre et de sagesse ils nous ont tracée ! Faut-il que le mépris de notre part en soit la récompense !

---

(1) L'auteur fait ici allusion à une méthode sur laquelle il reviendra et qui consistait à préserver de la petite vérole, par l'inoculation même de la maladie. On sait qu'avant la découverte admirable de la vaccine, l'*inoculation* fut en grande faveur, et que le duc d'Orléans donna l'exemple en faisant inoculer ses propres enfants. (A. C.)

(2) Que dirait donc aujourd'hui notre brave chirurgien? (A. C.)

De même, nous poussons l'égarement jusqu'à renverser le régime que suivoient nos ayeux. Les fruits, le laitage, les légumes composoient leur nourriture ; l'art n'entroit point dans l'assaisonnement de leurs mets ; l'eau pure étoit la boisson commune des pauvres, celle des particuliers commodes, un mélange d'eau et de vin, sans s'arrêter ni à la qualité ni à la variété de cette dernière liqueur, se faisant une loi d'en regarder la profusion comme honteuse et nuisible. Telle étoit l'uniformité de leur vie, et par elle ils se maintenoient dans cette constitution de vigueur qui ne se détériore que par le rude poids de la fatigue et des longues années.

Pour nous, comme s'il étoit essentiel de nous créer des infirmités et de hâter plutôt notre destruction, nous nous sommes vendus à la cuisine bourgeoise ; le raffinement y préside, et l'on ose encore prononcer sur la façon des apprêts. Les fruits de la terre sont bannis de nos tables ; la chère est mesquine si les viandes succulentes n'abondent dans le repas ; les vins vieux flattent le voile du palais et en plaisent davantage ; l'eau en gâteroit l'essence ; le blanc et le clairet tiennent aussi leur rang dans la coupe ; l'on a jusqu'à la passion du café et des liqueurs ; et par une sorte d'enchantement, l'on en prend à plein collier, à tout risque et péril (1).

La classe des mercenaires est celle dont on reçoit plutôt cet exemple. Les jours de dimanches et de fêtes, les jours de marchés et de foires, ces famélites courent s'ingurgiter dans les auberges et les caffés du lieu, en les suivant à rechange (2) ; l'heure de rentrer dans leur famille sonne lorsque leur bourse est épuisée ; la raison ne l'est guère moins ; mais ils ont l'estomach parfaitement garni ; c'est bien ce qu'ils aiment ; le dieu de la gloutonnerie ne les quitte jamais dans leurs débauches. Que l'on vienne ensuite à les étudier dans leur méditation profonde, lorsque le sommeil les a rendus à leur saine connoissance ! L'on voit qu'ils pleurent le lendemain sur les écarts de la veille ; leur courage est abattu ; ils sont anéantis, parce que la vie molle énerve et tue l'homme né pour la peine, surtout s'il passe ses jours de repos dans le trouble et l'agitation.

Ce dérèglement n'est pas universel, j'en conviens. Toujours est-il vrai que nous dérogeons aux principes de nos premiers pères ; une fausse éducation nous jette dans cet aveuglement. Mais comme la punition suit

(1) Depuis 17 ou 18 ans que je suis ici en exercice, j'ai été dans le cas de visitter, par forme judiciaire, huit à dix personnes qui ont été étouffées dans l'excès du vin et des liqueurs. Sans parler de celles que j'ai rachettées à la vie en leur donnant des secours à propos.

(2) L'on compte plus de vingt auberges et sept à huit caffés publics dans ce lieu, qui n'est que le diminutif d'une petite ville.

de près notre injustice ! Au lieu de cette longévité qu'ils nous avoient laissée en partage, nous ne jouissons plus que d'une existence éphémère, et à chaque instant nous sommes poursuivis par l'ensemble de tous les maux. Je ne présume guère que l'avenir puisse ajouter à une situation aussi désolante !...

Les circonstances ont amené cette révolution, c'est bien démonstratif : Autre-fois, lorsque cette province appartenoit à l'Espagne, les habitants de ces monts, concentrés dans les forêts, à l'instar des sauvages, étoient morts à l'univers ; ils ne cultivoient guère que la portion des champs qui étoit conforme à leurs besoins ; ils n'avoient d'ailleurs nuls débouchés par le deffaut des routes, nulle communication et nul agiotage, autant que leur position les dispensoit de recourir à l'appui de leurs semblables, hors de leur hémisphère. Ainsi, ils ont gardé la rigidité des mœurs, parce qu'ils se servoient réciproquement de modèles, et qu'ils s'accordoient tous comme s'ils n'eussent formé qu'une seule et même famille. Mais à mesure que le païs s'est ouvert, le commerce s'est étendu de toute part, jusques chez les nations étrangères même. Alors, l'on s'est empressé de copier sur les usages et les manières des autres dans le lointain ; alors l'on s'est voué à leurs préjugés dont la contagion a passé parmi nous et n'a cessé d'exercer son empire. Ainsi, nous ne pouvions échapper à notre condition présente : Tient-t-on ferme à l'attrait de la nouveauté lorsque le penchant est de la partie !

Tout ce que la société renferme en elle de plaisirs licentieux, nous nous en sommes rendus susceptibles. C'est pourquoi l'affreux débordement que l'on se permet dans les capitales, a cours aujourd'hui dans nos plus petits hameaux, et avec le cortège des affections morbifiques qu'il occasionne (1).

Ces affections sont unies à une infinité d'autres qui désolent cette contrée ; sensément j'emprunte cette expression, puisque nous sommes en proye aux maladies presque de tout génre, et qu'elles ne nous accordent que peu de relâche.

Ces maladies forment trois classes distinctes. Nous les considérons, les unes comme *endémiques*, les autres comme *épidémiques*, les autres enfin comme *sporadiques*.

Parmi les *endémiques*, l'on compte la gale, les écrouelles, les rhumatismes et les tumeurs cancéreuses.

___

(1) Ce qui pèse le plus sur mon cœur, c'est l'outrage que l'on fait à la nature, précisément après être tombé dans cette dégradation. Il arrive que l'on donne le jour à des enfants gâtés, qui s'éteignent bientôt à leur aurore, ou qui traînent une vie de langueur, pleinement attributive aux vices de leur origine. Quel droit d'hérédité ! Je frémis sur un si triste appanage...!

La *gale* passe pour être la plus commune et la plus générale. L'on en rapporte hautement la cause à l'usage du sel qui entre presque dans tous les aliments, essentiellement dans le fromage et le pain, ces deux nourritures si familières. J'accède à cette réflexion ; mais l'on conviendra aussi que la mal-propreté est pour beaucoup, soit dans le produit de cette maladie, soit dans son entretien et ses progrès.

Les *écrouelles*, à leur tour, ne sont guères moins répandues, et il est fort peu de paroisses dans ce district où l'on ne rencontre en plus ou moins grand nombre, des gens qui en sont attaqués. Cependant, l'on peut citer des lieux où elles sont plus fréquentes, comme *Sirod*, *Nès*, *Vannaux*, *Equevillon*, etc.

La plupart de ceux qui sont frappés de ce mal le doivent à une cause héréditaire, c'est bien ce qu'il y a de plus triste, autant que cet accident rejaillit sur les familles et que, sur un juste point de délicatesse, l'on hésite de contracter des liens avec quelques-uns de ses membres. Chez les autres, le mal en est un d'acquisition assez propre aux misérables qui se nourrissent d'aliments cruds, grossiers, indigestes, qui se vêtissent mal, ont des habitations meurtrières et se couchent sur la terre humide. Voilà en partie le sort de nos bergers de troupeaux, parce qu'ils subissent toutes ces extrémités.

Les *rhumatismes* ou affections rhumatismales sont de toutes les saisons, et s'exercent sur les personnes des deux sexes et de tout âge. Le plus souvent, ces affections sont partielles et se décèlent volontiers par des maux de tête, de dents, d'yeux et d'oreilles, ainsi que par la *sciatique* et le *lumbago*, vulgairement dit *herniaire*. Il est assez reconnu qu'elles naissent du dérangement de la transpiration ; et ce qui opère ce dérangement, c'est la vivacité des eaux que l'on boit, celle de l'air que l'on respire, la fraîcheur des matinées et des soirées au temps des chaleurs, la négligence de se couvrir lorsque l'on est en sueurs après le travail des champs, en un mot, comme ci-dessus, l'insalubrité des maisons et des appartemens que l'on occupe.

Les *tumeurs cancéreuses* semblent être plus dévolues aux femmes qu'aux hommes. D'ordinaire, le visage et le sein en deviennent le siège. Quand elles se manifestent au visage, c'est d'abord sous la forme d'un petit tubercule ; après, le mal grossit, s'étend et finit par s'abscéder ; l'on porte alors un ulcère hideux et rongeant qui ne cède à aucun secours. Les seins ne s'abscèdent pas aussi communément ; mais d'ailleurs toutes les glandes de cette partie s'occupent et forment divers cordons qui se répandent jusques sous l'aissèle, en durcissant chaque jour de plus en plus, et en gagnant un degré de sensibilité qui est inouï.

Les causes de cet accident dépendent du vice des aliments et de l'air, de la suppression des évacuations périodiques, de la rentrée des éruptions, et non moins particulièrement de l'impression du vice scrophuleux, quelque-fois de celle du vice vénérien.

Les maladies *épidémiques* comprises dans la seconde classe sont : la rougeole, la *petite vérole*, d'autres maladies éruptives désignées sous le nom de *fièvre rouge*, *scarlatine*, *miliaire*, *pourprée*, des affections catarrhales, plus souvent compliquées que simples ; des *fièvres humorales*, *bilieuses*, *vermineuses*, *putrides* et *malignes*, enfin, des *dyssenteries*, qui portent plus ou moins sur ces divers caractères. Il a régné aussi pendant deux années, en 1784 et 1785, des *fièvres intermittentes*, que nous regardâmes alors comme épidémiques, en nous réglant sur le degré d'universalité qu'elles présentèrent. L'on crut devoir les attribuer à la constitution humide du temps et aux fréquents brouillards qui nous venoient de la *Combe-Daim*, cette partie si marécageuse par elle-même, et où les fièvres de ce genre sont endémiques.

La constitution atmosphérique, soit viciée, soit étrangère au climat, a presque toujours une influence marquée dans la détermination des dyssenteries, des fièvres bilieuses que je viens de désigner ; mais il se trouve encore des causes que l'on peut recevoir, en les faisant ressortir comme de la qualité dépravée ou nuisible des aliments, de l'altération des eaux, et par fois de la disette que l'on éprouve de l'un et de l'autre.

La *rougeole* assez régulièrement est assujettie à une période de cinq à six années ; mais il n'en est pas de même de la *petite vérole*, depuis que l'on innocule dans la province, et spécialement dans cette partie de nos montagnes. A peine les sujets ont-ils atteint l'âge nécessaire qu'on les soumet à la méthode de l'innoculation ; de cette manière les petites véroles règnent très-fréquemment et ne tiennent plus si bien à une cause naturelle. Cette pratique est déjà bien goûtée, et ses succès lui méritent de réels applaudissements. A ce moyen, outre que l'on sauve bien des victimes, l'on préserve encore les enfants d'être estropiés ; cette considération est d'autant plus importante, qu'à bien des époques, les petites véroles épidémiques se sont montrées sous un caractère fort insidieux, et ont exercé les plus affreux ravages (1).

La *rougeole* quelque-fois est aussi fort désastreuse. Si elle ne tue pas

____

(1) A Champagnole, dans une épidémie de petite vérole, l'on a perdu vingt-deux sujets sur quarante-cinq. L'on compte deux aveugles dans le petit nombre de ceux qui ont été conservés à la vie. A Foncines, Mirebel, Loulle, Pillemoine, etc., l'on a vu cette cruelle maladie moissonner un enfant sur trois et au plus sur quatre, sans parler de ceux qu'elle a mollestés par des accidents sur les yeux, les membres, etc.

3

dans son propre cours, elle jette volontiers dans des affections de poitrine qui font pièce le plus souvent. L'on pourroit encore par *l'innoculation*, prévenir bien des malheurs ; j'ai tenté ce parti en différentes reprises ; l'on s'est toujours assez effrayé de cette innovation pour ne vouloir point y adhérer.

Les maladies *sporadiques* dont il s'agit à présent sont affectées à ce climat, comme on ne le remarque guères mieux ailleurs. Elles ont également leurs sources dans la différence des tempéraments, les vicissitudes de l'air, la façon de vivre des particuliers et leur genre de travaux. Sur cette dernière réflexion, j'observerai qu'il est un grand nombre de nos laboureurs affligés de *descentes* ou *hernies* ; et apparemment qu'ils n'en sentent pas toute la conséquence, car ils n'usent d'aucunes précautions pour parer aux accidents qui les menacent en pareil cas. La difficulté de se procurer des bandages solides, leur cherté, une fausse œconomie, ou l'étroitesse des ressources, conduisent ces misérables à s'aveugler sur leur état. Plaignons-les, et sur les obstacles qui les arrêtent, et sur ce que ces obstacles leur attirent de sérieux de temps à autre.

De leur côté, les femmes sont beaucoup exposées à des chutes de vagin et de la matrice, qui ne dépendent souvent que de l'impéritie ou de la rudesse des accoucheuses. Celles-ci, en général, sont trop peu éclairées, et avec cela des plus entreprenantes. Aussi, commettent-elles des fautes énormes, tant elles sont gâtées par leur amour-propre.

Nous voyons souvent des suites de couches qui entraînent des maladies fâcheuses, comme la suppression des vuidanges, la fièvre milliaire, celle de lait, et qui finissent par la mort ou par des dépôts laiteux sur les articulations, les membres, etc.

Ces désordres ne touchent en rien le tempérament des femmes qui, pour la plupart, sont robustes et des mieux composées ; disons plutôt qu'elles se prévalent de leurs forces, et qu'ainsi elles rentrent trop vite dans les fonctions de leur ménage ; ajoutons encore qu'elles ne gardent aucun régime. C'est exactement sur ces imprudences que je statue, comme sur ce qui leur est le plus nuisible, dans une position aussi délicate.

La santé des jeunes filles souffre aussi d'altérations différentes, et il n'est pas rare qu'elles aient à se plaindre de dérangement d'estomach, de fleurs blanches, de chlorosis, d'affections nerveuses, etc. N'y donnent-elles pas lieu elles-mêmes en se livrant trop au jeu de l'imagination ? En ce sens l'on peut dire que les mœurs ne sont plus un préservatif à la campagne : ce séjour est changé, et les passions y frappent de tout leur choc.

Nous reconnoissons un autre fléau dans les maladies anciennes de poitrine, telles que la *phthisie*, la *pulmonie*, etc. Ces maladies sont encore bien fréquentes, et ont ordinairement une mauvaise issüe. Le cas est par lui-même difficultueux, autant que l'on a peu de moyens pour le combattre avec fruit; mais ce qui le rend plus désolant encore, c'est que l'homme-peuple ne sçait long-tems insister sur une méthode asservissante, et ici tout est de rigueur. Je ne m'étendrai pas sur les torts que l'on a de congédier le vrai médecin, pour se vouer à l'ignorance des empiriques et des femmelettes; je m'en tiens à dire que l'on regarde peu à ces changemens, quoiqu'ils ne contribuent que trop aux fatals dénoüements qui suivent les affections de ce genre. Ces affections dérivent souvent d'une première maladie qui fut mal jugée; par fois aussi elles portent sur une cause héréditaire, et nous en avons vu un exemple, notamment à *Cise*, où une famille entière s'est éteinte en moins de quatre années, la mère succombant la première, et ensuite cinq de ses enfants, tous en bas âge, et de la meilleure santé en apparence.

Les *rhumes* qui nous sont si familiers ne participent pas moins à cet état, qu'ils servent à engendrer des *asthmes*. Cette dernière maladie est également fort répandue, et trop souvent elle dégénère en *hydropisie de poitrine*. Les fraicheurs d'automne, après les vives chaleurs d'été, exigeroient que l'on s'habillât avec soin; l'on s'oublie là-dessus. Au printemps, malgré que l'on ressent encore bien des frimats, l'on quitte trop tôt ses vêtemens d'hiver. Que faudroit-il de plus pour susciter les accidents dont nous nous entretenons? Jusqu'à la dévotion, tout s'en mêle. Effectivement, je vois que l'on brave la pluie et la neige pour se rendre de loin dans les églises; l'on y entre les pieds et le corps mouillés; MM. les prêtres n'y ont aucun égard : ils vous laissent dans cette pernicieuse disposition, en ne rabattant rien de leurs cérémonies pieuses (1). Ainsi, l'on se culbute par trop de ferveur même (2). Quelque louable que soit le motif, il vaudroit mieux d'un zèle ménagé, qui

(1) N'oublions pas que notre chirurgien écrit en 1788, à la veille des grands événements de la révolution. (A.-C.)

(2) Des épidémies ont régné à Champagnole, à la Chaux-du-Crotenay et au Fort-du-Plâne. L'on vient encore d'éprouver une maladie de cette sorte à Saincte-Colombe, au baillâge de Pontarlier. Je ne dois pas taire que l'on se remettoit seulement des fatigues qu'entraînent les longues missions, lorsque ces maladies sont venues affliger ces différentes paroisses. Une ferveur immodérée n'y a-t-elle pas eu de l'influence? Il me le paroît.... Mais nos dévots n'en croiront jamais rien.

ne prendroit nullement sur le phisique, et n'en laisseroit ni plus ni moins les consciences en repos.

C'est une compassion d'avoir à peser sur la multitude des maladies auxquelles nous sommes sujets dans ce département, et ce qui m'afflige encore, c'est que le sort tombe avec une rigueur plus sensible sur les gens réduits à la plus haute misère, et absolument dénués de toutes ressources. Point d'hôpitaux qui leur servent d'asile au besoin; il leur est bien force de s'abandonner à la Providence. Aussi, combien n'en périt-t-il pas faute d'être secourus (1)..!

Ce seroit sans doute le comble du mal si, à l'instar de certaines provinces, comme la *Bresse*, etc., l'on était privé de l'appui du médecin et de son art; mais il en est différemment, car dans toute l'étendue de ces montagnes, pour peu que les endroits soient volumineux, l'on trouve des personnes qui exercent cette profession. Elles sont toutes très-occupées d'ailleurs, malgré qu'elles essuyent le désagrément de n'être appelées que tard auprès des malades, ce qui rend inutiles bien des fois et leur présence et leurs conseils.

Les artistes voués à la partie chirurgicale sont en assez grand nombre pareillement, et ils pouroient être très courus, suivant les faits qui se présentent, comme *luxations, fractures, ouvertures de dépôts*, etc. Eh bien ! le plus souvent l'on dédaigne de se servir d'eux pour se mettre entre les mains des *maiges*, ou des *revendeurs*, qui pullulent de toute part. Cette race, à notre honte, se soutient toujours, et il faut lui devoir jusqu'au découragement où nous jettent le mépris et le deffaut d'usage.

Ce qui concerne les *animaux* exige également un détail attentif. Il est temps que je m'en occupe. D'abord, le commerce essentiel du païs porte à nourrir des bœufs, des vaches et des chevaux. Les vaches forment le plus grand nombre, surtout depuis que les fromages que l'on retire de leur lait ont un cours aussi avantageux. Les bœufs tiennent ensuite le second rang; on les destine au labourage et aux charrois sur les lieux ou à proximité. Enfin, viennent les chevaux qui ont aussi cette

(1) Je ne connois que deux paroisses où l'on ait formé des établissements qui tendent au soulagement de l'humanité : c'est Champagnole et Le Châtel-Neuf. En ce dernier endroit, il existe une fondation dont les revenus sont applicables en faveur des pauvres nécessiteux. De même, à Champagnole, l'on recueille des aumônes particulières. Il en résulte un produit que l'on consacre aux choses essentielles, comme des draps, des chemises, etc.; et alors tout est mis en manière de dépôt, et ce secours est réservé pour tous ceux que l'on sçait dans la détresse. Un particulier, que l'on choisit à tour, l'aide de ses fournitures et les reprend lorsque le moment d'utilité est écoulé. Qu'en coûte-t-il pour ce fonds et son entretien? Peu à tous les coopérateurs. Ils ont du moins, par cette souscription, le plaisir pur de diminuer les maux de leurs semblables, s'ils ne peuvent les effacer.

destination dans les tems propres, mais dont le service est plus étendu en ce que on les applique au transport des marchandises, très-souvent hors de la province.

L'on nourrit encore des brebis, des cochons et des chèvres. Les brebis et les chèvres fournissent du lait que l'on joint à celui de vache pour la composition des fromages, des sérés et du beurre. L'on a, en outre, la laine des brebis qui devient un objet d'intérêt, vû qu'on l'emploie à des vêtemens dans le ménage, ou que l'on trafique dessus avec bénéfice. Les cochons servent à la vie animale. L'on mange également la viande des brebis et des chèvres.

Il y a des parcours communs pour les vaches, les taureaux et les bœufs. Des bergers les y conduisent et sont à leur garde. La saison printannière, ce temps où l'herbe commence à croître et à verdir, décide ordinairement de la première sortie de ces animaux, et l'on continue de les envoyer aux champs jusqu'à l'arrivée des pluies froides, de la neige, des gelées qui ont lieu sur la fin de l'automne; alors on les tient à l'étable, et pour nourriture on leur donne du foin, du reguain, de la paille, des choux et des raves que l'on cuit ensemble, en y ajoutant quelque fois de l'orge. L'on est encore dans l'habitude de susciter leur appétit par des croutes de pain, saupoudrées de sel, lorsque l'on peut fournir à cette dépense.

Par une combinaison fautive, le nombre de ces animaux est excédent, relativement au produit du territoire; ils ne peuvent que se dérober mutuellement la nourriture, l'ors même que les pâturages sont le plus en vigueur, et combien l'embarras augmente-t-il en hiver, que l'on se trouve court de fourage, ou que l'on manque tout-à-fait de provisions de ce genre! L'extrémité est forte. Pour y obéir, l'on dépouille les sappins d'un végétal que l'on nomme *le verd* ou *le guy*. Ainsi, l'on va jusqu'au bout; mais les bêtes en perdent infiniment de leur prix, et bientôt les maladies sont à leur trousse.

L'on entretient les chevaux avec le foin, la paille, l'avoine, etc. On les met aussi au pâturage, ce qui est assez ordinaire aux particuliers qui s'éloignent peu de leur résidence. Les voituriers, par état, ne s'arrêtent guères chez eux que pour les labours, la récolte des foins et des graines; ils nourrissent ces animaux à la crêche.

Les moutons et les chèvres vivent de reguain, de paille et de feuilles d'arbre que l'on a cueillies dans la saison d'automne. Il est des cantons du communal qu'on leur assigne, et c'est où on les envoie paître dans les tems favorables de l'année.

Les cochons ne sortent que rarement de l'étable. L'on aime les y renfermer, parce que ils s'y engraissent plutôt. Les glands ne sauroient entrer ici dans leur nourriture, pris égard à ce que les bois de chêne ne sont point communs et qu'ils ne fournissent de ces fruits qu'en très-petite quantité. L'on y supplée par l'emploi des choux, des raves, des pommes-de-terre, de la courge ou citrouille, du turquié, des fèves, de l'orge, de l'avoine et même de la farine de froment. Ces derniers animaux ne décèlent aucunes maladies à caractère, peut-être parce que l'on rend leur vie très-courte, en les égorgeant lorsqu'ils ont atteint l'embonpoint que l'on désire. Néammoins, il en périt quelque-fois, et de la mort la plus rapide : ce que l'on verse sur l'excès des aliments, et c'est la prétention commune.

Les autres individus sont moins épargnés. Ils sont en guerre avec différentes maladies que l'on est aussi dans le cas de distinguer en endémiques, en épidémiques et en sporadiques.

Les *endémiques* sont les plus rares. Elles consistent : 1° dans la *sciatique*, appelée *goutte* par les laboureurs; 2° dans une maladie du foye que l'on nomme *les doges*. La sciatique s'exerce seulement sur les bœufs et les vaches; les doges, sur les moutons. Celles-ci ne se font remarquer que dans un certain nombre de communautés voisines, comme *Nès, le Nands, le Vaudiou, Pillemoine, la Combe-Daim*, etc. La sciatique règne dans la majeure partie de ces montagnes.

Les maladies *épidémiques* sont plus communes, et attaquent les chevaux, les bêtes à cornes, les brebis, etc. L'on n'en connoit que deux réservées aux chevaux : le *vertigo* et la *morve*. Plusieurs autres sont propres aux bêtes à cornes, tels : le *tachet*, le *louvet*, la *lente*, des affections catarrhales, putrides, charbonneuses, malignes, etc. Une seule, aussi, est propre aux moutons. On la désigne sous le nom de *peste*.

L'on entend par le terme de *vertigo* une maladie où les chevaux ont la tête fort lourde, ne voyent point clair, poussent toujours devant eux et tournent continuellement. Attachés à la crèche, ils s'appuient sur leurs extrémités postérieures et ne cessent de frapper des pieds de devant contre le rattelier; ils sont dans une agitation on ne peut plus vive.

Cette maladie, suivant l'interprétation de nos médecins vétérinaires, provient d'un sang trop exalté et trop abondant, qui se porte avec affluence au cerveau, l'engorge et le met en échec. J'ignore si cette théorie est saine; mais j'ai dû observer que ce mal était affreux par ses ravages; il a rendu souvent les écuries désertes. Peut-être faut-il s'en prendre aux maîtres de l'art qui, par trop d'incapacité, s'égarent sur le genre de cette affection, et risquent un traitement sans ordre ni principes. Quel-

que succès que l'on obtienne alors, je l'impute au hasard le plus heureux (1).

La *morve* n'inspire pas moins de terreur, car partout où elle se produit,
la contagion s'en mêle et s'exerce avec la plus forte véhémence. L'on
en est si bien prévenu que l'on se hâte de se défaire du premier animal
qui en est soupçonné. Tant mieux si l'on a bien saisi le point fixe ; cette
attention est des plus essentielles. Quelque développées que puissent
être les causes de cette maladie, il n'est guères de moyens qui conduisent
à la guérison. Il étoit donc de la prudence que l'on s'en assurât ; il n'en
coûte du moins qu'un seul sacrifice où la sécurité entasseroit bien des
victimes. Je serai toujours prêt à conseiller que l'on se voüe à cette réso-
lution jusqu'à ce que l'on ait découvert un spécifique qui prête à l'espoir,
et qui mette du moins les chevaux bien portants en garantie, à côté de
ceux qui sont malades. *Hoc opus, hic labor* (2).

J'ai traité du tachet, du louvet, de la lente, de la peste, etc., dans le
tableau des maladies aigües et chroniques des bestiaux, qui a été com-
muniqué à la *Société royale de médecine*, et qu'elle a daigné accueillir.
Je renvoie à cet ouvrage pour la définition de ces différentes maladies,
de leurs causes et de tout ce qui embrasse le traitement (3).

Les affections catarrhales, putrides, charbonneuses, malignes, dépendent de plusieurs causes : 1º de la constitution de l'air ; 2º de la disette
des aliments, de leurs qualités nuisibles ; 3º de la nature des boissons et
de leur rareté ; 4º de l'excès du travail et de la fatigue ; 5º du dérangement des sueurs ; 6º de la mal-propreté des écuries ; 7º enfin, de la communication.

Ce dernier inconvénient est un reproche aux trafiquants du païs, qui
se répandent dans les foires de côté et d'autre, qui achettent sans cer-
tificats ni aveu solide, et qui se cachent encore pour mieux couvrir leur
fraude. Aussi, le plus souvent, ils entrent en possession d'un animal
empestiféré, qui ne manque guères de semer la contagion dans tous les
endroits où il séjourne. Il est bien des peines prononcées contre tous
les prévaricateurs ; le règlement est plein de sagesse ; mais par deffaut
d'exécution tout reste dans l'impunité. Il ne m'étonne plus si l'on trans-
gresse les lois, puisque ceux qui en sont eux-mêmes les dépositaires

---

(1) Patience, brave chirurgien ! L'illustre Bourgelat va bientôt répandre la lumière sur ce
sujet, en établissant l'art vétérinaire sur des bases immuables et scientifiques ! (A.-C.)

(2) Ces mesures préventives conseillées par Devillaine, sont d'autant plus urgentes, que
les faits modernes ont prouvé que la morve se communiquait aussi du cheval à l'homme. (A-C.)

(3) S'agit-il ici d'un travail manuscrit, ou d'un imprimé ? Je ne sais... Je n'ai pu trouver trace
de cet ouvrage du chirurgien de Champagnole. (A.-C.)

s'oublient sur les propres droits de leurs charges (1).

Les maladies *sporadiques* sont des plus nombreuses. Celles qui s'impriment sur les bestiaux sont connues sous le nom de l'étrume, de charbonglion, de la boucle, du felin, du guignet, de la misse, des coliques et tranchées, du gonflement, du pissement de sang, de la constipation, de la rétention d'urine, des étranguillons, du morfondement, de la toux, du dégoût, de l'indigestion, des tignes ou dartres, des chancres, de l'hydropisie ou de l'enflure.

La fièvre, le gonflement, l'avortin, la goulème, la toux, la gale et la rogne, concernent les brebis et les chèvres.

La gourme, le morfondement, la fièvre, la pousse, le dévoiement, la dyssenterie, le pissement de sang, la courbature, le refroidissement, les avives, l'esquinancie, les coliques, les tranchées rouges, l'avant-cœur, l'enflure des jambes, la gale, les dartres, le farcin, etc., appartiennent aux chevaux.

Les soins que l'on donne à ces animaux, lorsqu'ils éprouvent quelque altération, marquent l'empressement de nos laboureurs, et ils en sont très-loüables ; mais par une fureur toujours répréhensible, ils veulent eux-mêmes disposer des remèdes. L'on juge d'avance dans quels écarts ils tombent.

En général, ils ignorent que la diète soit un bien, et ils prodiguent toujours les aliments sans en faire le moindre choix. Par bonheur, les animaux ont un instinct qui les guide, et s'en tiennent à flairer le poison qu'on leur présente. Cette conduite des bruttes applique une infinité de personnes qui ne gardent aucune modération dans l'état de maladie, comme si le discernement ne les éclairait sur le danger de la situation.

L'erreur maîtrise encore nos villageois sur d'autres objets non moins conséquents : ceux de nettoyer les étables, d'en ôter souvent les immondices, de les éloigner de leurs propres demeures au lieu de les entasser tout auprès, comme ils en ont la coutume ; en un mot, d'aider à la salubrité de l'air par des moyens qui n'exigent que la simple vigilance. Non ! ils restent impassifs sur tout, ou bien ils ne se permettent qu'un détail à demi. Et voilà maintes fois d'où part l'orage qui vient fondre sur leurs bestiaux. Il faudrait si peu pour le détourner..!

C'est toujours un regret pour moi de voir que ces gens, trop foibles sans doute, se surpassent dans leurs intentions, et qu'ils se perdent ensuitte dans tout ce qu'ils effectuent. J'aimerois ici que le Gouver-

---

(1) Devillaine, en écrivant ce passage, avait sans doute encore à la mémoire l'épouvantable *peste bovine* qui désola une grande partie de l'Europe dans les années 1774 et 1775, et qui fit tant de ravages en Franche-Comté.   (A. C.)

nement et la police s'immiçassent ensemble pour des arrêtés utiles et qui tendroient à une fin désirable. Le motif est des plus dignes, puisqu'il intéresseroit le cultivateur qui est la portion la plus chérie de l'humanité.

Si l'on considère que l'homme de cette classe est gêné dans la plupart de ses besoins, l'on cesse d'être surpris s'il rejette tout service étranger, parce que la dépense devient ensuite le prix du travail. Dans les ménages même, l'on porte si loin la crainte des frais, que l'on se refuse le nécessaire, souvent au lit de mort. Tel est ce qui doit exciter le zèle du Gouvernement; il répandroit des largesses, d'après une combinaison mesurée et dans l'ordre qui suit :

1° Il fourniroit des remèdes destinés pour les animaux, comme l'on accorde cette faveur à l'homme-peuple, principalement lorsqu'il est en proye à des maladies épidémiques, contagieuses, etc.

2° Il éliroit des praticiens méthodiques et instruits, qu'il chargeroit de la distribution des secours médicinaux, en assignant à chacun un district particulier, avec des appointements relatifs à leurs fonctions, leurs exercices et les succès méritoires qu'ils retireroient de leur travail.

3° Il seroit enjoint à ces préposés de suivre tous les évènemens des maladies compliquées ou simples, avec assiduité et droite conscience, sans distinction ni des riches ni des pauvres.

4° Il leur seroit spécialement mis en instance de discerner tous les cas où les maladies du bétail tiennent à un point de contagion, afin de prémunir le métayer sur ce que la communication a de dangereux au dedans et au dehors. Il est assez recommandé aux artistes vétérinaires que se sont affectés nos salines, de frapper attentivement sur cet objet et d'établir des barres qui concentrent les troupeaux et les réduisent à leur territoire seul. Mais combien de fois l'indifférence a prévalu sur l'exactitude que l'on attendoit d'eux! Et comment le supposer..? Parce qu'il en est toujours de même des émoluments retenus; l'intérêt efface ici la gloire et la satisfaction d'obliger des misérables.

5° Et comme les campagnes recèlent une multitude d'endoctrineurs, vendus à l'appas du gain, et qui débitent des drogues pernicieuses en trahissant la bonne foi du vulgaire déjà si enclin à la séduction, je demande qu'on laisse aux maîtres de l'art toute inspection sur ces agioteurs, à telle fin de les revendiquer et de les confondre sur les preuves de leur imposture. Il seroit ensuite de l'autorité légale de les réprimer dans leurs excès.

La police auroit aussi des actes de sa compétence.

1° Elle statueroit sur le nombre des bestiaux que l'on peut nourrir dans les communautés, en examinant la contenue et le produit des parcours publics, bien plus, en se réglant sur ce que chaque métayer retire en fourage de la culture de ses propres fonds.

2° Elle s'expliqueroit sur la nécessité d'avoir des écuries commodes, et de les entretenir saines, en commettant des gardes qui seroient exacts dans leurs visites, et intègres dans leurs rapports. La moindre amende pécuniaire engageroit à beaucoup de circonspection sur cet article, et l'on n'auroit aucune indulgence envers les contrevenants.

3° L'on ne prendroit point d'animaux à la suite d'une maladie quelconque, qu'il ne fût ordonné de les encrotter promptement et avec sécurité, loin des habitations, en choisissant encore les endroits du territoire où les troupeaux ne vont pas en pâture. Je me permets cette réflexion parce que l'on n'a point de scrupule à cet égard ; que l'on enterre les bêtes dans les jardins ou dans les champs, à la proximité du lieu, et que d'ailleurs l'on ne donne que très-peu de profondeur aux fosses que l'on pratique.

4° Il seroit toujours requis d'enfouïr le corps entier des animaux, pour peu que leur maladie eût été marquée au coin de la putréfaction. Souvent pour un mince bénéfice que l'on retire de la dépouille (1), l'on infecte plusieurs cantons à la fois. Il n'est pas de circonstances à sévir avec plus de rigueur contre les délinquants qui s'abandonneroient à ce genre de commerce, au mépris des deffenses qui leur en seroient faites. L'on ne sauroit être trop ardent à venger la cause commune.

J'achève par ces considérations, et je désire bien sincèrement qu'on les approuve sur tout ce qu'elles renfermeroient d'avantageux et de bien utile au soulagement de l'homme de la campagne.

---

(1) Je parle du cuir, car le mot dépouille désigne également les chairs, la viande, etc. A propos de cette observation, j'ai à citer des gens qui dans leur insatiabilité, se réunissent pour se partager les restes d'un animal qui aura été jetté à la voirie. L'on s'y porte en foule, et l'on se dispute même à qui aura la meilleure portion. N'est-ce pas une horreur ! La police doit encore s'opposer à cette dépravation dont les conséquences peuvent attirer des maux qui ne souffrent aucun détail.